AGENDA

2019

ESTA AGENDA PERTENECE A:

_____

2019

ENERO

D	L	M	M	J	V	S
		1	2	3	4	5
6	7	8	9	10	11	12
13	14	15	16	17	18	19
20	21	22	23	24	25	26
27	28	29	30	31		

FEBRERO

D	L	M	M	J	V	S
					1	2
3	4	5	6	7	8	9
10	11	12	13	14	15	16
17	18	19	20	21	22	23
24	25	26	27	28		

MARZO

D	L	M	M	J	V	S
					1	2
3	4	5	6	7	8	9
10	11	12	13	14	15	16
17	18	19	20	21	22	23
24	25	26	27	28	29	30
31						

ABRIL

D	L	M	M	J	V	S
	1	2	3	4	5	6
7	8	9	10	11	12	13
14	15	16	17	18	19	20
21	22	23	24	25	26	27
28	29	30				

MAYO

D	L	M	M	J	V	S
			1	2	3	4
5	6	7	8	9	10	11
12	13	14	15	16	17	18
19	20	21	22	23	24	25
26	27	28	29	30	31	

JUNIO

D	L	M	M	J	V	S
						1
2	3	4	5	6	7	8
9	10	11	12	13	14	15
16	17	18	19	20	21	22
23	24	25	26	27	28	29
30						

JULIO

D	L	M	M	J	V	S
	1	2	3	4	5	6
7	8	9	10	11	12	13
14	15	16	17	18	19	20
21	22	23	24	25	26	27
28	29	30	31			

AGOSTO

D	L	M	M	J	V	S
				1	2	3
4	5	6	7	8	9	10
11	12	13	14	15	16	17
18	19	20	21	22	23	24
25	26	27	28	29	30	31

SEPTIEMBRE

D	L	M	M	J	V	S
1	2	3	4	5	6	7
8	9	10	11	12	13	14
15	16	17	18	19	20	21
22	23	24	25	26	27	28
29	30					

OCTUBRE

D	L	M	M	J	V	S
	1	2	3	4	5	
6	7	8	9	10	11	12
13	14	15	16	17	18	19
20	21	22	23	24	25	26
27	28	29	30	31		

NOVIEMBRE

D	L	M	M	J	V	S
					1	2
3	4	5	6	7	8	9
10	11	12	13	14	15	16
17	18	19	20	21	22	23
24	25	26	27	28	29	30

DICIEMBRE

D	L	M	M	J	V	S
1	2	3	4	5	6	7
8	9	10	11	12	13	14
15	16	17	18	19	20	21
22	23	24	25	26	27	28
29	30	31				

ENERO

DOMINGO	LUNES	MARTES	MIERCOLES
		1	2
6	7	8	9
13	14	15	16
20	21	22	23
27	28	29	30

2019

JUEVES	VIERNES	SABADO	NOTAS
3	4	5	
10	11	12	
17	18	19	
24	25	26	
31			

FEBRERO

DOMINGO	LUNES	MARTES	MIERCOLES
3	4	5	6
10	11	12	13
17	18	19	20
24	25	26	27

2019

JUEVES	VIERNES	SABADO	NOTAS
	1	2	
7	8	9	
14	15	16	
21	22	23	
28			

MARZO

DOMINGO	LUNES	MARTES	MIERCOLES
3	4	5	6
10	11	12	13
17	18	19	20
24	25	26	27
31			

2019

JUEVES	VIERNES	SABADO	NOTAS
	1	2	
7	8	9	
14	15	16	
21	22	23	
28	29	30	

ABRIL

DOMINGO	LUNES	MARTES	MIERCOLES
	1	2	3
7	8	9	10
14	15	16	17
21	22	23	24
28	29	30	

JUEVES	VIERNES	SABADO	NOTAS
4	5	6	
11	12	13	
18	19	20	
25	26	27	

MAYO

DOMINGO	LUNES	MARTES	MIERCOLES
			1
5	6	7	8
12	13	14	15
19	20	21	22
26	27	28	29

2019

JUEVES	VIERNES	SABADO	NOTAS
2	3	4	
9	10	11	
16	17	18	
23	24	25	
30	31		

JUNIO

DOMINGO	LUNES	MARTES	MIERCOLES
2	3	4	5
9	10	11	12
16	17	18	19
23 30	24	25	26

2019

JUEVES	VIERNES	SABADO	NOTAS
		1	
6	7	8	
13	14	15	
20	21	22	
27	28	29	

JULIO

DOMINGO	LUNES	MARTES	MIERCOLES
	1	2	3
7	8	9	10
14	15	16	17
21	22	23	24
28	29	30	31

2019

JUEVES	VIERNES	SABADO	NOTAS
4	5	6	
11	12	13	
18	19	20	
25	26	27	

AGOSTO

DOMINGO	LUNES	MARTES	MIERCOLES
4	5	6	7
11	12	13	14
18	19	20	21
25	26	27	28

2019

JUEVES	VIERNES	SABADO	NOTAS
1	2	3	
8	9	10	
15	16	17	
29	30	31	

SEPTIEMBRE

DOMINGO	LUNES	MARTES	MIERCOLES
1	2	3	4
8	9	10	11
15	16	17	18
22	23	24	25
29	30		

2019

JUEVES	VIERNES	SABADO	NOTAS
5	6	7	
12	13	14	
19	20	21	
26	27	28	

OCTUBRE

DOMINGO	LUNES	MARTES	MIERCOLES
		1	2
6	7	8	9
13	14	15	16
20	21	22	23
27	28	29	30

2019

JUEVES	VIERNES	SABADO	NOTAS
3	4	5	
10	11	12	
17	18	19	
24	25	26	
31			

NOVIEMBRE

DOMINGO	LUNES	MARTES	MIERCOLES
3	4	5	6
10	11	12	13
17	18	19	20
24	25	26	27

2019

JUEVES	VIERNES	SABADO	NOTAS
	1	2	
7	8	9	
14	15	16	
21	22	23	
28	29	30	

DICIEMBRE

DOMINGO	LUNES	MARTES	MIERCOLES
1	2	3	4
8	9	10	11
15	16	17	18
22	23	24	25
29	30	31	

2019

JUEVES	VIERNES	SABADO	NOTAS
5	6	7	
12	13	14	
19	20	21	
26	27	28	

MI VISION PARA EL 2019

MIS METAS PARA EL 2019

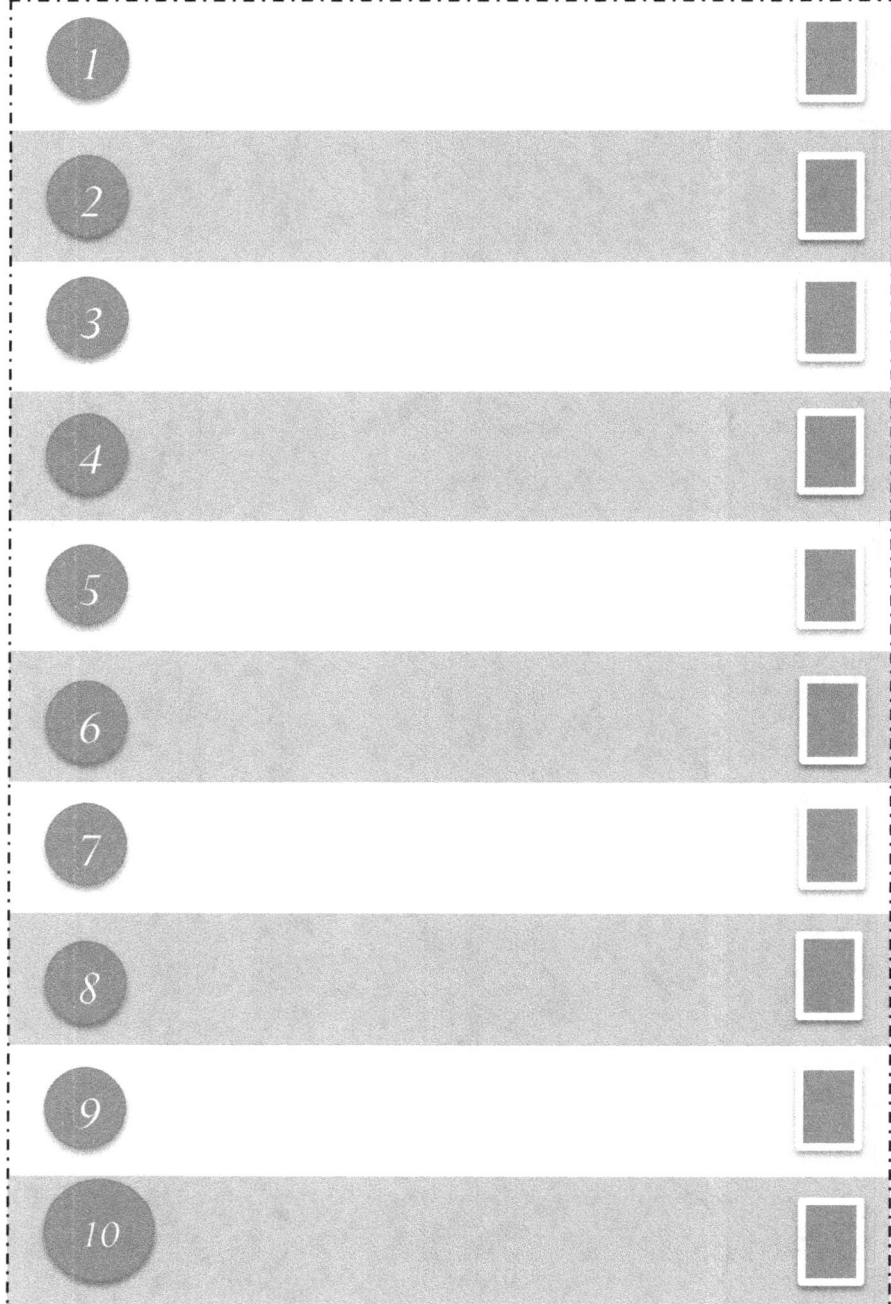

CUMPLEAÑOS

ENERO

FEBRERO

MARZO

ABRIL

MAYO

JUNIO

JULIO

AGOSTO

SEPTIEMBRE

OCTUBRE

NOVIEMBRE

DICIEMBRE

PASSWORDS

WEB	USERNAME	PASSWORD

PASSWORDS

WEB	USERNAME	PASSWORD

CONTACTOS

NOMBRE	TELEFONO	EMAIL

CONTACTOS

NOMBRE	TELEFONO	EMAIL

DICIEMBRE

Semana 1

12/31/18 al 01/06/19

○ 31. LUNES

PRIORIDADES

_____
_____

○ 1. MARTES

_____
_____
_____
_____
_____

○ 2. MIERCOLES

COSAS QUE HACER:

_____
_____

○ 3. JUEVES

_____
_____
_____
_____

○ 4.VIERNES

_____
_____
_____
_____
_____

○ 5. SABADO /6. DOMINGO

_____
_____
_____

ENERO

01/07/19 al 01/13/19

○ 7. LUNES

PRIORIDADES

○ 8. MARTES

○ 9. MIERCOLES

COSAS QUE HACER

○ 10. JUEVES

○ 11. VIERNES

○ 12. SABADO/ 13. DOMINGO

ENERO

Semana 3

○ 14. LUNES

PRIORIDADES

_____

_____

○ 15. MARTES

_____

_____

_____

_____

○ 16. MIERCOLES

COSAS QUE HACER

_____

○ 17. JUEVES

_____

_____

_____

_____

_____

○ 18. VIERNES

_____

_____

_____

_____

○ 19. SABADO / 20. DOMINGO

_____

_____

_____

ENERO

Semana 4

○ 21. LUNES

PRIORIDADES

○ 22. MARTES

○ 23. MIERCOLES

COSAS QUE HACER

○ 24. JUEVES

○ 25. VIERNES

○ 26. SABADO / 27. DOMINGO

ENERO

Semana 5

○ 28. LUNES

PRIORIDADES

_____

_____

○ 29. MARTES

_____

_____

_____

_____

○ 30. MIERCOLES

COSAS QUE HACER

_____

_____

○ 31. JUEVES

_____

_____

_____

_____

○ 1. VIERNES

_____

_____

_____

_____

_____

○ 2. SABADO / 3. DOMINGO

_____

_____

_____

_____

FEBRERO

02/04/19 al 02/10/19

○ 4. LUNES

PRIORIDADES

○ 5. MARTES

○ 6. MIERCOLES

COSAS QUE HACER

○ 7. JUEVES

○ 8. VIERNES

○ 9. SABADO / 10. DOMINGO

FEBRERO

Semana 7

02/11/19 al 02/17/19

○ 11. LUNES

PRIORIDADES

_____

_____

○ 12. MARTES

_____

_____

_____

_____

○ 13. MIERCOLES

COSAS QUE HACER

_____

_____

○ 14. JUEVES

_____

_____

_____

_____

○ 15. VIERNES

_____

_____

_____

_____

_____

○ 16. SABADO / 17. DOMINGO

_____

_____

_____

FEBRERO

○ 18. LUNES

PRIORIDADES

○ 19. MARTES

○ 20. MIERCOLES

COSAS QUE HACER

○ 21. JUEVES

○ 22. VIERNES

○ 23. SABADO / 24. DOMINGO

FEBRERO

Semana 9

○ 25. LUNES

PRIORIDADES

○ 26. MARTES

○ 27. MIERCOLES

COSAS QUE HACER

○ 28. JUEVES

○ 1. VIERNES

○ 2. SABADO/ 3. DOMINGO

MARZO

Semana 10

03/04/19 al 03/10/19

○ 4. LUNES

PRIORIDADES

○ 5. MARTES

○ 6. MIERCOLES

COSAS QUE HACER

○ 7. JUEVES

○ 8. VIERNES

○ 9. SABADO / 10. DOMINGO

MARZO

Semana 11

○ 11. LUNES

PRIORIDADES

○ 12. MARTES

○ 13. MIERCOLES

COSAS QUE HACER

○ 14. JUEVES

○ 15. VIERNES

○ 16. SABADO/ 17. DOMINGO

MARZO

Semana 12

○ 18. LUNES

PRIORIDADES

○ 19. MARTES

○ 20. MIERCOLES

COSAS QUE HACER

○ 21. JUEVES

○ 22. VIERNES

○ 23. SABADO / 24. DOMINGO

MARZO

Semana 13

○ 25. LUNES

PRIORIDADES

_____

_____

○ 26. MARTES

_____

_____

_____

_____

○ 27. MIERCOLES

COSAS QUE HACER

_____

_____

○ 28. JUEVES

_____

_____

_____

_____

○ 29. VIERNES

_____

_____

_____

_____

○ 30. SABADO/ 31. DOMINGO

_____

_____

_____

ABRIL

Semana 14

04/01/19 al 04/07/19

○ 1. LUNES

PRIORIDADES

○ 2. MARTES

○ 3. MIERCOLES

COSAS QUE HACER

○ 4. JUEVES

○ 5. VIERNES

○ 6. SABADO / 7. DOMINGO

ABRIL

Semana 15

○ 8. LUNES

PRIORIDADES

_____

_____

○ 9. MARTES

_____

_____

_____

_____

○ 10. MIERCOLES

COSAS QUE HACER

_____

○ 11. JUEVES

_____

_____

_____

_____

○ 12. VIERNES

_____

_____

_____

_____

○ 13. SABADO/ 14. DOMINGO

_____

_____

_____

_____

ABRIL

Semana 16

○ 15. LUNES

PRIORIDADES

○ 16. MARTES

○ 17. MIERCOLES

COSAS QUE HACER

○ 18. JUEVES

○ 19. VIERNES

○ 20. SABADO/ 21. DOMINGO

ABRIL

Semana 17

○ 22. LUNES

PRIORIDADES

_____

_____

○ 23. MARTES

_____

_____

_____

_____

○ 24. MIERCOLES

COSAS QUE HACER

_____

○ 25. JUEVES

_____

_____

_____

_____

○ 26. VIERNES

_____

_____

_____

_____

○ 27. SABADO / 28. DOMINGO

_____

_____

_____

ABRIL

Semana 18

○ 29. LUNES

PRIORIDADES

○ 30. MARTES

○ 1. MIERCOLES

COSAS QUE HACER

○ 2. JUEVES

○ 3. VIERNES

○ 4. SABADO / 5. DOMINGO

MAYO

Semana 19

05/06/19 al 05/12/19

○ 6. LUNES

PRIORIDADES

○ 7. MARTES

○ 8. MIERCOLES

COSAS QUE HACER

○ 9. JUEVES

○ 10. VIERNES

○ 11. SABADO / 12. DOMINGO

MAYO

05/13/19 al 05/19/19

○ 13. LUNES

PRIORIDADES

_____

○ 14. MARTES

_____

_____

_____

_____

○ 15. MIERCOLES

COSAS QUE HACER

_____

○ 16. JUEVES

_____

_____

_____

_____

○ 17. VIERNES

_____

_____

_____

_____

○ 18. SABADO/ 19. DOMINGO

_____

_____

_____

MAYO

Semana 21

05/20/19 al 05/26/19

◯ 20. LUNES

PRIORIDADES

_____

_____

◯ 21. MARTES

_____

_____

_____

_____

◯ 22. MIERCOLES

COSAS QUE HACER

_____

◯ 23. JUEVES

_____

_____

_____

_____

◯ 24. VIERNES

_____

_____

_____

_____

◯ 25. SABADO / 26. DOMINGO

_____

_____

_____

MAYO

Semana 22

05/27/19 al 06/02/19

○ 27. LUNES

PRIORIDADES

○ 28. MARTES

○ 29. MIERCOLES

COSAS QUE HACER

○ 30. JUEVES

○ 31. VIERNES

○ 1. SABADO / 2. DOMINGO

JUNIO

Semana 23

◯ 3. LUNES

PRIORIDADES

◯ 4. MARTES

◯ 5. MIERCOLES

COSAS QUE HACER

◯ 6. JUEVES

◯ 7. VIERNES

◯ 8. SABADO / 9. DOMINGO

JUNIO

Semana 24

○ 10. LUNES

PRIORIDADES

_____

_____

○ 11. MARTES

_____

_____

_____

_____

○ 12. MIERCOLES

COSAS QUE HACER

_____

_____

○ 13. JUEVES

_____

_____

_____

_____

_____

○ 14. VIERNES

_____

_____

_____

_____

_____

○ 15. SABADO / 16. DOMINGO

_____

_____

_____

JUNIO

Semana 25

○ 17. LUNES

PRIORIDADES

○ 18. MARTES

○ 19. MIERCOLES

COSAS QUE HACER

○ 20. JUEVES

○ 21. VIERNES

○ 22. SABADO / 23. DOMINGO

JUNIO

Semana 26

06/24/19 al 06/30/19

○ 24. LUNES

PRIORIDADES

_____

_____

○ 25. MARTES

_____

_____

_____

_____

○ 26. MIERCOLES

COSAS QUE HACER

_____

○ 27. JUEVES

_____

_____

_____

_____

○ 28. VIERNES

_____

_____

_____

_____

○ 29. SABADO/ 30. DOMINGO

_____

_____

_____

JULIO

Semana 27

○ 1. LUNES

PRIORIDADES

_____

_____

○ 2. MARTES

_____

_____

_____

_____

○ 3. MIERCOLES

COSAS QUE HACER

_____

○ 4. JUEVES

_____

_____

_____

_____

_____

○ 5. VIERNES

_____

_____

_____

_____

○ 6. SABADO / 7. DOMINGO

_____

_____

_____

_____

JULIO

○ 8. LUNES

PRIORIDADES

○ 9. MARTES

○ 10. MIERCOLES

COSAS QUE HACER

○ 11. JUEVES

○ 12. VIERNES

○ 13. SABADO / 14. DOMINGO

JULIO

Semana 29

○ 15. LUNES

PRIORIDADES

_____

_____

○ 16. MARTES

_____

_____

_____

_____

○ 17. MIERCOLES

COSAS QUE HACER

_____

_____

○ 18. JUEVES

_____

_____

_____

_____

○ 19. VIERNES

_____

_____

_____

○ 20. SABADO / 21. DOMINGO

_____

_____

_____

_____

JULIO

Semana 30

○ 22. LUNES

PRIORIDADES

○ 23. MARTES

○ 24. MIERCOLES

COSAS QUE HACER

○ 25. JUEVES

○ 26. VIERNES

○ 27. SABADO/ 28. DOMINGO

JULIO

Semana 31

○ 29. LUNES

PRIORIDADES

○ 30. MARTES

○ 31. MIERCOLES

COSAS QUE HACER

○ 1. JUEVES

○ 2. VIERNES

○ 3. SABADO / 4. DOMINGO

AGOSTO

Semana 32

○ 5. LUNES

PRIORIDADES

_____

_____

○ 6. MARTES

_____

_____

_____

_____

○ 7. MIERCOLES

COSAS QUE HACER

_____

○ 8. JUEVES

_____

_____

_____

_____

○ 9. VIERNES

_____

_____

_____

_____

○ 10. SABADO/ 11. DOMINGO

_____

_____

_____

AGOSTO

08/12/19 al 08/18/19

○ 12. LUNES

PRIORIDADES

○ 13. MARTES

○ 14. MIERCOLES

COSAS QUE HACER

○ 15. JUEVES

○ 16. VIERNES

○ 17. SABADO/ 18. DOMINGO

AGOSTO

08/19/19 al 08/25/19

○ 19. LUNES

PRIORIDADES

_____

_____

○ 20. MARTES

_____

_____

_____

_____

○ 21. MIERCOLES

COSAS QUE HACER

_____

_____

○ 22. JUEVES

_____

_____

_____

_____

○ 23. VIERNES

_____

_____

_____

_____

○ 24. SABADO/ 25. DOMINGO

_____

_____

_____

AGOSTO

Semana 35

08/26/19 al 09/01/19

○ 26. LUNES

PRIORIDADES

○ 27. MARTES

○ 28. MIERCOLES

COSAS QUE HACER

○ 29. JUEVES

○ 30. VIERNES

○ 31. SABADO / 1. DOMINGO

SEPTIEMBRE

Semana 36

09/02/19 al 09/08/19

○ 2. LUNES

PRIORIDADES

○ 3. MARTES

○ 4. MIERCOLES

COSAS QUE HACER

○ 5. JUEVES

○ 6. VIERNES

○ 7. SABADO/ 8. DOMINGO

SEPTIEMBRE

Semana 37

09/09/19 al 09/15/19

○ 9. LUNES

PRIORIDADES

○ 10. MARTES

○ 11. MIERCOLES

COSAS QUE HACER

○ 12. JUEVES

○ 13. VIERNES

○ 14. SABADO/ 15. DOMINGO

SEPTIEMBRE

Semana 38

09/16/19 al 09/22/19

○ 16. LUNES

PRIORIDADES

○ 17. MARTES

○ 18. MIERCOLES

COSAS QUE HACER

○ 19. JUEVES

○ 20. VIERNES

○ 21. SABADO / 22. DOMINGO

SEPTIEMBRE

Semana 39

09/23/19 al 09/29/19

○ 23. LUNES

PRIORIDADES

_____

_____

○ 24. MARTES

_____

_____

_____

_____

○ 25. MIERCOLES

COSAS QUE HACER

_____

_____

○ 26. JUEVES

_____

_____

_____

_____

_____

○ 27. VIERNES

_____

_____

_____

_____

○ 28. SABADO / 29. DOMINGO

_____

_____

_____

SEPTIEMBRE

Semana 40

09/30/19 al 10/06/19

○ 30. LUNES

PRIORIDADES

_____

_____

○ 1. MARTES

_____

_____

_____

_____

○ 2. MIERCOLES

COSAS QUE HACER

_____

_____

○ 3. JUEVES

_____

_____

_____

_____

○ 4. VIERNES

_____

_____

_____

_____

○ 5. SABADO / 6. DOMINGO

_____

_____

_____

OCTUBRE

Semana 41

○ 7. LUNES

PRIORIDADES

_____

_____

○ 8. MARTES

_____

_____

_____

_____

○ 9. MIERCOLES

COSAS QUE HACER

_____

_____

○ 10. JUEVES

_____

_____

_____

_____

○ 11. VIERNES

_____

_____

_____

_____

○ 12. SABADO/ 13. DOMINGO

_____

_____

_____

_____

OCTUBRE

Semana 42   10/14/19 al 10/20/19

○ 14. LUNES

PRIORIDADES

_____

_____

○ 15. MARTES   _____

_____

_____

_____

○ 16. MIERCOLES

COSAS QUE HACER

_____

_____

○ 17. JUEVES   _____

_____

_____

_____

○ 18. VIERNES   _____

_____

_____

_____

○ 19. SABADO / 20. DOMINGO   _____

_____

_____

_____

OCTUBRE

Semana 43

○ 21. LUNES

PRIORIDADES

_____

_____

○ 22. MARTES

_____

_____

_____

_____

_____

○ 23. MIERCOLES

COSAS QUE HACER

_____

_____

○ 24. JUEVES

_____

_____

_____

_____

○ 25. VIERNES

_____

_____

_____

_____

○ 26. SABADO / 27. DOMINGO

_____

_____

_____

OCTUBRE

Semana 44

10/28/19 al 11/03/19

○ 28. LUNES

PRIORIDADES

○ 29. MARTES

○ 30. MIERCOLES

COSAS QUE HACER

○ 31. JUEVES

○ 1. VIERNES

○ 2. SABADO / 3. DOMINGO

NOVIEMBRE

Semana 45

11/04/19 al 11/10/19

○ 4. LUNES

PRIORIDADESIES

○ 5. MARTES

○ 6. MIERCOLES

COSAS QUE HACER

○ 7. JUEVES

○ 8. VIERNES

○ 9. SABADO/ 10. DOMINGO

NOVIEMBRE

Semana 46

○ 11. LUNES

PRIORIDADES

○ 12. MARTES

○ 13. MIERCOLES

COSAS QUE HACER

○ 14. JUEVES

○ 15. VIERNES

○ 16. SABADO / 17. DOMINGO

NOVIEMBRE

Semana 47

11/18/19 al 11/24/19

○ 18. LUNES

PRIORIDADES

_____

_____

○ 19. MARTES

_____

_____

_____

○ 20. MIERCOLES

COSAS QUE HACER

_____

_____

○ 21. JUEVES

_____

_____

_____

_____

○ 22. VIERNES

_____

_____

_____

_____

○ 23. SABADO / 24. DOMINGO

_____

_____

_____

NOVIEMBRE

Semana 48   11/25/19 al 12/01/19

_____

○ 25. LUNES

                                                    PRIORIDADES

_____

_____

○ 26. MARTES

_____

_____

_____

○ 27. MIERCOLES

COSAS QUE HACER

_____

_____

○ 28. JUEVES

_____

_____

_____

_____

○ 29. VIERNES

_____

_____

_____

_____

○ 30. SABADO/ 1. DOMINGO

_____

_____

_____

DICIEMBRE

Semana 49

12/02/19 al 12/08/19

○ 2. LUNES

PRIORIDADES

○ 3. MARTES

○ 4. MIERCOLES

COSAS QUE HACER

○ 5. JUEVES

○ 6. VIERNES

○ 7. SABADO / 8. DOMINGO

DICIEMBRE

Semana 50

12/09/19 al 12/15/19

○ 9. LUNES

PRIORIDADES

○ 10. MARTES

○ 11. MIERCOLES

COSAS QUE HACER

○ 12. JUEVES

○ 13. VIERNES

○ 14. SABADO/ 15. DOMINGO

DICIEMBRE

Semana 51

○ 16. LUNES

PRIORIDADES

○ 17. MARTES

○ 18. MIERCOLES

COSAS QUE HACER

○ 19. JUEVES

○ 20. VIERNES

○ 21. SABADO / 22. DOMINGO

DICIEMBRE

Semana 52

○ 23. LUNES

PRIORIDADES

_____

_____

○ 24. MARTES

_____

_____

_____

_____

○ 25. MIERCOLES

COSAS QUE HACER

_____

_____

○ 26. JUEVES

_____

_____

_____

_____

○ 27. VIERNES

_____

_____

_____

_____

○ 28. SABADO / 29. DOMINGO

_____

_____

_____

DICIEMBRE

Semana 1   12/30/19 al 01/05/20

○ 30. MONDAY

PRIORIDADES

_____

_____

○ 31. TUESDAY

_____

_____

_____

_____

○ 1. WEDNESDAY

COSAS QUE HACER

_____

○ 2. THURSDAY

_____

_____

_____

_____

○ 3. FRIDAY

_____

_____

_____

○ 4. SATURDAY / 5. SUNDAY

_____

_____

_____

NOTAS

NOTAS

NOTAS

NOTAS

NOTAS

NOTAS

NOTAS

NOTAS

NOTAS

NOTAS